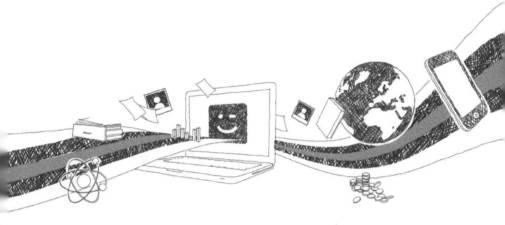
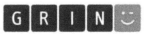

Angela Zacholl, Michaela Kammel

Pflegeübergabe am Patientenbett

GRIN Verlag

Bibliografische Information der Deutschen Nationalbibliothek:

Die Deutsche Bibliothek verzeichnet diese Publikation in der Deutschen National-
bibliografie; detaillierte bibliografische Daten sind im Internet über http://dnb.d-
nb.de/ abrufbar.

Impressum:

Copyright © 2013 GRIN Verlag GmbH
Druck und Bindung: Books on Demand GmbH, Norderstedt Germany
ISBN: 978-3-656-59331-7

Dieses Buch bei GRIN:

http://www.grin.com/de/e-book/268320/pflegeuebergabe-am-patientenbett

Caritasverband für die Diözese Münster e.V.

Leitungsqualifizierung für Pflegekräfte

Kurs Februar 2012 bis Juni 2013

Michaela Kammel   Angela Zacholl

Pflegeübergabe am Patientenbett

vorgelegt am: 30.05.2012

Inhalt

1 Einleitung

Im Rahmen unserer Weiterbildungsmaßnahme „Leitungsqualifizierung für Pflegefachkräfte" bei dem Caritasverband für die Diözese Münster e.V., haben wir uns mit der „Pflegeübergabe am Patientenbett" befasst. Zum einem sind wir Frau Michaela Kammel, stellvertretende Stationsleitung auf Station 3 rechts und zum anderen Frau Angela Zacholl, stellvertretende Stationsleitung auf Station 2 rechts. Wir arbeiten gemeinsam im St. Vincenz- Krankenhaus in Datteln. Das Krankenhaus besitzt 351 Planbetten, und ist mit drei weiteren Häusern in einer Trägergesellschaft der Vestischen Caritas Kliniken GmbH zusammengeschlossen. Dazu gehören die Vestische Kinder- und Jugendklinik in Datteln, das St.- Laurentius-Stift in Waltrop sowie die Kinderheilstätte in Nordkirchen. Das St. Vincenz Krankenhaus ist ein Haus der Grund- und Regelversorgung, es stellt ein umfassendes, qualifiziertes und bedarfsgerechtes Angebot an Krankenhausleistungen für die ortsnahe Bevölkerung sicher. Es gibt verschiedene Fachabteilungen wie die Klinik für Innere Medizin, Unfallchirurgie und Orthopädie, Allgemeinchirurgie, Urologie, Gynäkologie und Geburtshilfe sowie zertifizierte Organzentren, das Darmkrebszentrum, das Prostatakarzinomzentrum, das Brustzentrum und das Perinatalzentrum, welches der Vestischen Kinder- und Jugendklinik zugeordnet ist. Der Fachabteilungen Augenheilkunde und Halsnasenohrenheilkunde sind Belegabteilungen in unserem Krankenhaus. Die Bauweise entspricht dem Buchstaben T, auf der rechten und linken Seite des Gebäudes befinden sich die Pflegestationen, beide Seiten werden zusammen als Ebene bezeichnet, im Mitteltrakt sind die verschiedensten Funktionsabteilungen untergebracht. Zum Haupthaus gehört noch ein Anbau in dem sich das „Mobilé" befindet, dort ist eine Abteilung der Physiotherapie untergebracht , aber darin befinden sich auch noch eine Augenärztliche Praxis sowie eine Ambulanzklinik in der verschiedene operative Fachabteilungen aus dem Haus ambulante Operationen durchführen.

Den Projektauftrag zur „Pflegeübergabe am Patientenbett" erhielten wir durch unsere Pflegedienstleitung. Die „Pflegeübergabe am Patientenbett" wird bereits auf einer Station bei uns im St. Vincenz-Krankenhaus durchgeführt. Mit der Beendigung unseres Projektes ist die Implementierung auf den restlichen Stationen von der Pflegedienstleitung geplant. Es wird sicher nicht auf jeder Station gleich einfach sein diese Übergabeform einzubringen, da jede Station etwas anders strukturiert ist und auch jede Station andere Mitarbeiter hat.

2 Ist – Analyse

In diesem Kapitel werden wir unsere Informationsquellen beschreiben, die uns bei der Implementierung der „Pflegeübergabe am Patientenbett" sehr hilfreich waren. Dazu gehören die einzelnen Hospitationen, unsere Literaturrecherche, unser Maßnahmenplan zur Durchführung unseres Projektes, sowie die vielen Gespräche mit der Pflegedienstleitung, den Experten und dem Qualitätsmanagementbeauftragten unseres Hauses.

2.1 Station 2 rechts

Ich, Angela Zacholl, bin seit anderthalb Jahren als stellvertretende Leitung auf der Gynäkologischen Abteilung mit dem zertifizierten Brustzentrum tätig. Unsere Abteilung beinhaltet auch die Gynäkologische Ambulanz die Tag und Nacht von uns mitbetreut werden muss. Meine Station umfasst 28 Patientenbetten welche in zwei Einzelzimmer, sowie dreizehn Zweibettzimmer aufgeteilt ist. Unsere ursprüngliche Übergabeform fand in einem umgebauten Einzelzimmer statt, welches als Schwesternzimmer benutzt wird. Die Station umfasst zwei Pflegebereiche mit jeweils vierzehn Patientenbetten, welche im Frühdienst immer von einer examinierten Pflegefachkraft betreut wird. Dazu gehören auch eine unterschiedliche Anzahl von Auszubildenden und Praktikanten. Unser Team enthält fünf Vollzeitkräfte, davon arbeiten zwei Mitarbeiterinnen in drei Schichten. Die Stationsleitung ist nur im Frühdienst tätig und am Wochenende nicht im Dienst. Drei Halbtagskräfte, sowie eine Wochenendkraft, die nur ein Wochenende im Monat arbeitet. Hinzu kommt eine Arzthelferin als Stationssekretärin, dessen Arbeitszeit täglich von 8.00 Uhr bis 15.15 Uhr beträgt. Zu ihrem Arbeitsbereich gehört zum größten Teil die integrierte Ambulanz auf unserer Station. Dazu kommen zwei Patientenservicekräfte die im Schichtdienst abreiten. Die Nachtdienste werden von vier Schwestern absolviert, wobei eine Vollzeitkraft und zwei Teilzeitkräfte beschäftigt sind. Eine von den Teilzeitbeschäftigten arbeitet in drei Schichten. Hinzu kommt die Mitarbeiterin aus dem Tagdienst welche ebenfalls in drei Schichten arbeitet.

2.2 Station 3 rechts

Ich, Michaela Kammel, arbeite seit sechs Jahren als stellvertretende Leitung auf der Station 3 rechts. Meine Station ist eine Abteilung für Unfallchirurgie und Orthopädie mit 32 Patientenbetten, zudem ist seit Oktober 2012 eine Abteilung der Wirbelsäulenchirurgie dazu gekommen. Die 32 Betten sind in 4 Einzelzimmer, 2 Vierbettzimmern und 10 Doppelzimmern aufgeteilt. Die zur Stationsebene gehörende Station 3 links ist eine Abteilung der Allgemein- und Viszeralchirurgie mit 33 Planbetten sowie ein zertifiziertes Darmkrebszentrum. Beide Stationen werden von meiner Stationsleitung geführt, die Station 3 links hat aber eine eigene stellvertretende Leitung. Durch die bauliche Trennung wurde zunächst die „Pflegeübergabe am Patientenbett" als Pilotprojekt auf meiner Station 3 rechts implementiert. Die Einführung auf der Station 3 links war ursprünglich für Februar 2013 geplant, konnte aber aus verschiedenen Gründen unter anderem wegen personellen Engpässen, nicht eingeführt werden. Eine Testphase für die neue Übergabeform auf Station 3 links ist für Mitte des Jahres 2013 geplant. Unsere ursprüngliche Übergabe fand in der Stationsküche statt. Die Station 3 rechts wird im Frühdienst in zwei Pflegeberieche mit je 16 Patientenbetten aufgeteilt. Jeder Bereich wird von einer examinierten Schwester und einer unterschiedlichen Anzahl von Schülern und Praktikanten betreut. Die Anzahl der Mitarbeiter auf Station 3 rechts beläuft sich auf sechs Vollzeitkräfte im Schichtdienst, eine Stationsleitung, welche nur im Frühdienst arbeitet und am Wochenende nicht zur Verfügung steht, eine Krankenpflegehelferin in Teilzeitbeschäftigung, einer examinierten Krankenschwester mit einer halben Stelle, sowie ein Wochenendpfleger mit zwei Wochenenden im Monat. Dazu kommen noch eine Patientenservicekraft, welche nur morgens für vier Stunden tätig ist und eine Arzthelferin, als Stationssekretärin mit einer wöchentlichen Arbeitszeit von 32 Stunden. Die Nacht wird von vier Mitarbeitern in Teilzeitbeschäftigung versorgt.

3 Ressourcen und Probleme

In diesem Kapitel werden Ressourcen und Probleme, die uns während der Implementierung unseres Projektes „Pflegeübergabe am Patientenbett" begleitet haben beschrieben.

3.1 Ressourcen

In unserem Haus gab es einige Ressourcen, auf die wir bei der Umsetzung der „Pflegeübergabe am Patientenbett" zurückgegriffen haben.

3.1.1 Unterstützung durch Stations- und Pflegedienstleitung

Da uns der Projektauftrag durch unsere Pflegedienstleitung erteilt wurde, hatten wir bei Fragen und Problemen stets ein offenes Ohr. Beide Stationsleitungen wurden durch uns als Projektleitungen immer ausreichend über den aktuellen Stand informiert, und da wir beide Leitungen als Mitglieder in den stationsbezogenen Projektgruppen einbezogen hatten, standen sie uns mit Rat und Tat zur Seite. Die Stationsleitung der Station 2 rechts war sofort von der neuen Übergabeform angetan, wobei die Stationsleitung der Station 3. rechts erst Informationen durch Michaela Kammel benötigte.

3.1.2 Bereichspflege

In unserem Haus gab es die Bereichspflege schon, welche für die Pflegeübergabe am Patientenbett als Vorteil gilt. Auf unseren Stationen gibt es jeweils zwei Bereiche, für die je eine Bezugspflegekraft eingeteilt ist. Jede Bezugspflegekraft hat eine bestimmte Anzahl von Patientenzimmern, die sie mit einer unterschiedlichen Menge von Schülern und Praktikanten versorgen muss. Bei der „Pflegeübergabe am Patientenbett" wird immer nur der Bereich der jeweiligen Pflegekraft an die nachfolgende Pflegekraft übergeben. Dadurch war ein Umdenken der Mitarbeiter nicht notwendig.

3.1.3 Dokumentationssystem

Das gut ausgestattete papierbezogene Dokumentationssystem, welches transportabel ist, gab es schon vor Einführung unseres Projektes. Die Dokumentation steht somit auch bei der „Pflegeübergabe am Patientenbett" zur Verfügung und eventuelle Ergänzungen oder Erneuerungen können direkt in dem Kurvensystem dokumentiert werden. Zudem besitzen wir seit ca. eineinhalb Jahren ein neues PC gesteuertes Krankenhausinformationssystem, welches derzeit noch optimiert wird. Dieses wird aber noch nicht bei dieser Übergabeform genutzt, weil keine tragbaren Laptops für die Stationen vorhanden sind.

3.1.4 Gewohnte Gegebenheiten

Für den Informationsaustausch über die Patienten ist eine tägliche Übergabe wichtig. Somit ist den Mitarbeitern bekannt, dass eine Übergabe jeglicher Form nicht zu unterlassen ist. Auf unseren Stationen gibt es eine sogenannte „Stecktafel" mit den Namen der Patienten und deren Zimmernummern. Diese Tafel wurde während der Umsetzungsphase jeweils mit dem Namen der zuständigen Pflegekraft für den jeweiligen Pflegebereich erweitert. Damit haben alle Personen die an der Versorgung der Patienten beteiligt sind einen festen Ansprechpartner.

3.1.5 Literaturarbeit und Maßnahmenplan

Die von uns geschriebene Literaturarbeit im Mai 2012 und der dazugehörige Maßnahmenplan im August 2012 über das Thema „Pflegeübergabe am Patientenbett" dienten uns als Grundlage, da wir die gesammelten Erfahrungen von der Literaturrecherche bei der Umsetzung unseres Projektes auf unseren Stationen nutzen konnten. Auf verschiedene Vor- und Nachteile die wir aus der Literaturrecherche erfuhren, waren wir somit vorbereitet und konnten einigen Problemen durch andere Vorgehensweise aus dem Weg gehen.

3.1.6 Motivation der Stationsprojektgruppe

Die Teilnehmer beider Stationsprojektgruppen haben sich sehr für das Thema „Pflegeüber-gabe am Patientenbett" interessiert. Zudem konnten sie Ideen und Vorschläge zum Thema „Pflegeübergabe am Patientenbett" einbringen (Bottom up-Methode). Da die Mitarbeiter der Stationsprojektgruppen von uns als Projektleitungen ausreichend Informationen erhielten und auch eine gute Struktur mit der Einführung vorhanden war, waren die Mitarbeiter hoch motiviert das Projekt zu unterstützen und wir konnten somit einige anfallende Aufgaben de-legieren.

3.1.7 Unterstützung des Qualitätsmanagementbeauftragten

Durch den stetigen persönlichen Kontakt mit unserem Qualitätsmanagementbeauftragten, Herrn F., konnten wir Fragenkataloge für Mitarbeiter und Patienten erstellen und auswerten. Zudem haben wir mit ihm grafische Darstellungen der Übergabezeiten vor und nach Imple-mentierung der „Pflegeübergabe am Patientenbett" erstellt.

3.1.8 Gleichzeitige Einführung des Projektes

Da dieses Projekt auf beiden Station zum selben Zeitpunkt von uns als Projektleitung im-plementiert wurde, konnte auf den anderen Stationen im St. Vincenz-Krankenhaus nicht der Eindruck entstehen, dass es nur ein Projekt für kurze Zeit während unserer Weiterbildung für Leitungskräfte ist, sondern eine Umsetzung im ganzen Haus folgen wird.

3.2 Probleme

Probleme die bei unserem Projekt aufgetreten sind werden hier von uns beschrieben. Eini-ge Probleme die in unserer Projektplanung erwähnt wurden entfielen aus verschiedenen Gründen.

3.2.1 Überblick

Die Mitarbeiter waren es gewohnt die Übergabe aller Patienten der jeweiligen Station zu erhalten und somit von jedem Patienten etwas Informationen zu bekommen. Durch die Ein-führung der „Pflegeübergabe am Patientenbett" musste ein Umdenken der Mitarbeiter statt-finden, weil Sie nicht den Gesamtüberblick der Station haben sondern jeder für seinen Be-reich verantwortlich ist.

3.2.2 Personalmangel

Bei der Umsetzung der „Pflegeübergabe am Patientenbett" hat sich heraus kristallisiert, dass diese Übergabeform am Wochenende und an den Feiertagen, auf Grund von fehlendem examiniertem Personal, nicht stattfinden konnte, da an diesen Tagen nur eine examinierte Pflegekraft für die gesamte Station zuständig ist. Ohne einen Mitarbeiter, der den Außendienst während der Übergabe übernimmt, also für z.B. Telefonate zuständig ist, kann die neue Übergabeform nicht durchgeführt werden, da der Störfaktor zu hoch ist.

4 Ziele

Mit der Implementierung unseres Projektes „Pflegeübergabe am Patientenbett" erhofften wir uns durch die Unterstützung aller daran beteiligten Personen, unsere gesteckten Ziele umsetzen zu können. Da es der Wunsch der Pflegedienstleitung ist, möchten wir nach Abschluss der Einführung unseres Projektes auf unseren Stationen 2 rechts und 3 rechts sowie die Beendigung der Weiterbildung, unsere Erfahrungen auf den restlichen Stationen, auf denen die Implementierung folgen soll, weiter geben. Unser gemeinsames Ziel ist es, dass die „Pflegeübergabe am Patientenbett" weiterhin durchgeführt wird und nicht nur als „Projekt" angesehen wird.

5 Maßnahmenplan

Im Folgenden beschreiben wir die Einführung der „Pflegeübergabe am Patientenbett" auf unseren Stationen. Es gibt einen gemeinsamen Projektplan und zwei stations-bezogene Pläne. Die Darstellung des Maßnahmenplans erfolgt in drei verschiedenen Tabellen, danach gibt es eine detaillierte Ausführung über die Implementierung der „Pflegeübergabe am Patientenbett." Die getrennte Darstellung ist erforderlich, da beide Stationen sich in mehreren Dingen unterscheiden. Zu einem, in der Anzahl der Betten, in der Größe der Stationen und der damit verbundenen Anzahl der Mitarbeiter. Der beschriebene Maßnahmenplan von der Projektplanung hat sich zu diesem bestehendem Maßnahmenplan in einigen Punkten geändert.
(siehe 5.1: Gemeinsamer Maßnahmenplan)

5.1 Gemeinsamer Maßnahmenplan

Gemeinsamer Maßnahmen-plan Maßnahme	Zuständigkeit	Zeitraum	Status	Ist-Status
Gespräch bei der Pflege-dienstleitung für das Pro-jektthema	Fr. Kammel Fr. Zacholl Hr. T.	Februar 2012	Geplant 28.02.12	Erledigt 28.02.12
Gespräch mit der Pflege-dienstleitung zur Projekt-planbesprechung	Fr. Kammel Fr. Zacholl Hr. T.	August 2012	Geplant 03.08.12	Erledigt 03.08.12
Gespräch mit dem Quali-tätsmanagementbeauf-tragten zur Projektan-tragstellung	Fr. Kammel Fr. Zacholl Hr. F.	August 2012	Geplant 09.08.12	Erledigt 09.08.12
Führung eines Experten-gespräches zum Informa-tionsaustauch	Fr. Kammel Fr. Zacholl Fr. P.	August 2012	Geplant 10.08.12	Erledigt 10.08.12
Erstellung eines Frage-bogens mit dem Quali-tätsmanagementbeauf-tragten	Fr. Kammel Fr. Zacholl Hr. F.	August 2012	Geplant 15.08.12	Erledigt 15.08.12
Treffen mit dem Quali-tätsmanagementbeauf-tragten zur Auswertung des Fragebogens	Fr. Kammel Fr. Zacholl Hr. F.	August 2012	Geplant 30.08.12	Erledigt 30.08.12
Vorstellung des Projekt-planes bei der Qualitäts-managementgruppe	Fr. Kammel Fr. F.	Septem-ber 2012	Geplant 25.09.12	Erledigt 25.09.12

Treffen der Hauptprojektgruppe	Fr. Kammel Fr. Zacholl Hr. T. Fr. P.	September 2012	Geplant 26.09.12	Erledigt 26.09.12
Treffen der Hauptprojektgruppe	Fr. Kammel Fr. Zacholl Hr. T. Fr. P.	Anfang November 2012	Geplant 05.11.12	Entfiel
Treffen mit dem Qualitätsmanagementbeauftragten zur Erstellung eines Fragebogens / Statistik	Fr. Kammel Fr. Zacholl Hr. F.	Ende November 2012	Geplant 30.11.12	Erledigt 30.11.12
Treffen mit der Hauptprojektgruppe	Fr. Kammel Fr. Zacholl Hr. Teichmann Fr. P.	Mitte Dezember 2012	Geplant 11.12.12	Entfiel
Treffen mit dem Qualitätsmanagementbeauftragten	Fr. Kammel Fr. Zacholl Hr. F.	Mitte Dezember 2012	Geplant 14.12.12	Erledigt 09.01.13
Treffen mit der Hauptprojektgruppe	Fr. Kammel Fr. Zacholl Hr. T. Fr. P.	Anfang Januar 2013	Geplant 08.01.13	Erledigt 25.02.13
Treffen mit dem Qualitätsmanagementbeauftragten zur Erstellung eines Fragebogens	Fr. Kammel Fr. Zacholl Hr. F.	Mitte März 2013	Neu	Erledigt 04.03.13

Treffen mit dem Quali-	Fr. Kammel	April	Neu	Erledigt
tätsmanagementbeauf-	Fr. Zacholl	2013		12.04.13
tragten zur Auswertung	Hr. F.			
des Fragebogens				

Februar 2012

In diesem Monat fand ein gemeinsames Gespräch mit der Pflegedienstleitung unseres Hauses statt, in dem uns das Projektthema „Pflegeübergabe am Patientenbett" mitgeteilt wurde. Eine mündliche Vereinbarung für dieses Projekt war für beide Seiten ausreichend.

August 2012

Bei diesem Termin wurde der gemeinsame Maßnahmenplan besprochen, d.h. wie welche Projektgruppen sich wann treffen und wie die einzelnen Gruppen von uns zusammenge-setzt werden. Dabei war es unsere Aufgabe, als Projektleitung darauf zu achten, welcher Mitarbeiter für welche Aufgabe in der Projektgruppe geeignet ist. Die Auswahl fiel uns bei-den nicht leicht, da jeder Mitarbeiter gewillt war, uns zu unterstützen. Wir haben beide jeder für seine Station Kompromisse beschlossen und achteten auf mehrere Faktoren, wie zum Beispiel die Qualifikation der Mitarbeiter, oder den Stellenanteil. Des Weiteren wurden die Rahmenbedingungen für unser Projekt besprochen, unter anderem das Anfallen von Über-stunden, oder das Schreiben von Einladungen zu den Projekttreffen und die schematische Darstellung unseres Vorgehens bei der Einführung unseres Projektes „Pflegeübergabe am Patientenbett".

August 2012

Am 09.08.2012 fand ein Gespräch mit dem Qualitätsmanagementbeauftragten Herrn F. statt. Hier wurde der offizielle Antrag zur Projekteinführung „Pflegeübergabe am Patienten-bett" von uns gestellt. Zudem haben wir einen Fragenkatalog in Bezug auf die Einführung unseres Projektes „Pflegeübergabe am Patientenbett" für die Mitarbeiter beider Stationen besprochen. Dieser sollte auf die mögliche Unzufriedenheit der Mitarbeiter bei der Einfüh-rung der neuen Übergabeform eingehen und deren Ängste vorbeugen. Wir machten uns Gedanken über die mögliche Fragestellung, da diese nicht zu kompliziert und zu lang sein sollte. Die Beantwortung des Fragenkataloges war jedem Mitarbeiter freigestellt und wir wiesen darauf hin, dass dies anonym bleiben wird. Bei diesem Gespräch wurden wir von

Herrn F. gebeten, unser Projekt in einer quartalsmäßigen Sitzung der Qualitätsmanagementgruppe vorzustellen, um ein Bekanntwerden des Projektes zu fördern.

August 2012

Das Expertengespräch mit der Stationsleitung Sr. C. P., auf deren Station die „Pflegeübergabe am Patientenbett" schon seit zwei Jahren durchgeführt wird, fand am 10.08.2012 statt. Sie teilte uns mit, welche Schwierigkeiten es bei der Umsetzung ihrer Ziele gab und bot uns zugleich bei den möglichen Problemen ihre Unterstützung an. Vor diesem Treffen hatten wir uns gemeinsam Fragen überlegt, wie zum Beispiel, welche Meinungen ihre Mitarbeiter zu diesem Thema vertraten, welche Änderungen es zu den Stationsabläufen gab, oder ob es nach der Implementierung noch Nachteile gibt. Zudem haben wir an der Übergabe auf dieser Station teilgenommen, um einen Blick dafür zu bekommen.

August 2012

Am 15.08.2012 gab es ein erneutes Gespräch mit dem Qualitätsmanagementbeauftragten, um den Fragenkatalog zu optimieren. Dabei wurde geklärt, welche Personen für die Befragung wichtig sind. Es wurde sich hauptsächlich auf die Teilnahme von examiniertem Personal geeinigt, da Auszubildende und Praktikanten einen zu häufigen Stationswechsel haben und der Rücklauf des Fragenkataloges nicht garantiert werden konnte. Nach dem Gespräch wurde der Fragenkatalog mit der Bitte der zeitlichen Rückgabe an die Mitarbeiter unserer Stationen ausgehändigt. Wir mussten darauf achten, dass der Abgabetermin eingehalten wurde und der Rücklauf der Fragenkataloge hoch war, um eine adäquate Auswertung zu erhalten. Manche Mitarbeiter brauchten zusätzlich eine persönliche Erinnerung.
(siehe Anhang Fragenkatalog Mitarbeiter vor Implementierung)

August 2012

Nachdem wir den Fragenkatalog am 30.08.2012 zusammen mit dem Qualitätsmanagementbeauftragten ausgewertet hatten, konnten wir einige Anregungen, Ängste, Vorurteile, Nachteile sowie allgemeine Kritiken durch die Antworten der Mitarbeiter erfahren und diese dann in einem Auswertungsbogen zusammenfassen. Dieser Auswertungsbogen wurde von uns den Mitarbeitern in den jeweiligen Teambesprechungen ausgehändigt und dargestellt. Bei der Auswertung konnten wir eine hohe Rücklaufquote erkennen.
(siehe Anhang I: Auswertung der Befragung Pflegeübergabe am Patientenbett)

September 2012

Die Vorstellung unseres Projektes „Pflegeübergabe am Patientenbett" in der Qualitätsma-nagementgruppe fand am 25.09.2012 statt. Dort berichteten wir unser Vorhaben und die Ziele der Implementierung unseres Projektes und standen für Fragen zum Projektthema zur Verfügung. Alle beteiligten Personen aus den unterschiedlichsten Bereichen (Ärzte, Hygie-ne, Sekretärin usw.) zeigten großes Interesse an diesem Thema, äußerten aber auch Be-denken, ob die Einführung eines solchen Projektes während der täglichen Arbeit reibungs-los funktionieren könnte. Zudem wurde der Zeitfaktor einer solchen Übergabe angespro-chen, mit der Frage ob es wirklich kürzer sei. Nach Rücksprache mit dem Qualitätsma-nagementbeauftragten haben wir als Projektleitungen überlegt, eine Zeitmessung vor und nach Implementierung der Pflegeübergabe am Patientenbett durchzuführen, um den Zeit-faktor messen zu können. Wir haben jeweils eine Woche lang auf beiden Stationen die Zei-ten der täglichen Übergabe vor und nach Einführung der Pflegeübergabe am Patientenbett gemessen und protokolliert, um so einen Vergleich erhalten zu können. Diese Messung sollte den Mitarbeitern den Vorteil des Zeitfaktors bei der Pflegeübergabe am Patientenbett veranschaulichen.

September 2012

Am 26.09.2012 fand das erste Treffen unserer Hauptprojektgruppe statt, an der die Pflege-dienstleitung, Sr. C. P. und wir beide als Projektleitung, teilgenommen haben. Hierbei wurde der aktuelle Stand unseres Projektes besprochen, wann zum Beispiel welche Treffen statt-gefunden haben und welche noch folgen werden. Zudem wurde die Auswertung des Fra-genkataloges der Mitarbeiter besprochen. Zu diesem Zeitpunkt hatten wir als Projektleitun-gen große Bedenken, ob wir den zeitlichen Rahmen für die Einführung der „Pflegeübergabe am Patientenbett" einhalten können. Die zum Teil negativen Meinungen von einzelnen Mit-arbeitern zu unserem Projekt schüchterte uns etwas ein. Beide Hauptprojektgruppenteil-nehmer konnten uns im Verlauf des Gespräches durch persönliche Worte aufbauen und weiter motivieren.

November 2012

Das geplante Treffen der Hauptprojektgruppe entfiel, da keine aktuellen Veränderungen oder Ereignisse besprochen werden mussten. Der Beginn der Testphase war zu diesem Zeitpunkt nur auf der Station 2 rechts erfolgt da es auf der Station 3 rechts ein sehr hohes Arbeitsaufkommen und mehrere Krankheitsfälle gab. Der persönliche Austausch über den aktuellen Stand der Einführungsphase unter uns beiden Projektleitern war sehr hilfreich und diente Frau Kammel als Motivation.

November 2012

Die Statistik der Zeiterfassung von der „Pflegeübergabe am Patientenbett" wurde bei diesem Treffen gemeinsam mit dem Qualitätsmanagementbeauftragten und uns besprochen. Bei der Auswertung haben wir festgestellt, dass die Pflegeübergabe am Patientenbett zeitlich deutlich kürzer ist. Mögliche Gründe dafür sind, das Wegfallen der Störfaktoren, die Bereichspflege und die Einführung eines Mitarbeiters, der für den Außendienst auf den Stationen bestimmt wurde und somit die anfallenden Arbeiten während der Übergabe übernimmt. (siehe Anhang II: Auswertungsstatistik der Übergabezeiten)

Dezember 2012

Das geplante Treffen der Hauptprojektgruppe entfiel krankheitsbedingt.

Dezember 2012

Bei diesem Gespräch mit dem Qualitätsmanagementbeauftragten Herrn F., am 14.12.2012 haben wir gemeinsam den Stand der Implementierung unseres Projektes „Pflegeübergabe am Patientenbett" und das weitere Vorgehen bei der Durchführung besprochen. Wir als Projektleitung haben beschlossen, keinen weiteren Fragenkatalog während der Testphase zu erstellen, um die Mitarbeiter nicht noch mehr mit zusätzlicher Arbeit zu belasten und wir keine Konsequenz darin gesehen hatten. Wir einigten uns darauf, zu einem späteren Zeitpunkt einen Fragenkatalog für Mitarbeiter, sowie für Patienten zu erstellen. Damit wollten wir die Zufriedenheit der Mitarbeiter und der Patienten nach der Implementierung der „Pflegeübergabe am Patientenbett" herausfinden. Wir standen ständig im persönlichen Gesprächskontakt mit den Mitarbeitern und diese signalisierten uns dabei ihre Zufriedenheit mit Einführung der „Pflegeübergabe am Patientenbett".

Februar 2013

Das Treffen mit der Hauptprojektgruppe, welches für Januar terminiert war, wurde auf Grund von Terminschwierigkeiten der Pflegedienstleitung auf den 25.02.2013 verschoben. Der positive Verlauf der Testphase auf beiden Stationen wurde hier besprochen. Die zeitlichen Schwierigkeiten bei der Implementierung auf der Station 3 rechts wurden erläutert. Außerdem konnten wir berichten, dass, die meisten Bedenken der Mitarbeiter über die neue

Übergabeform im Sande verliefen und alle Mitarbeiter mit der „Pflegeübergabe am Patientenbett" gut zurechtkommen.

März 2013

Die Erstellung der Fragenkataloge gemeinsam mit Herrn F. und uns als Projektleitungen fand am 04.03.2013 statt. Wir achteten bei dem Fragenkatalog für die Mitarbeiter darauf, dass die Fragen sich auf den ersten Fragenkatalog aufbauten, um die Antworten vor und nach Implementierung des Projektes vergleichen zu können. Bei Erstellung des Fragenkataloges für die Patienten war uns wichtig, dass die Fragen verständlich und kurz gehalten wurden, da die Beantwortung der Fragen durch Patienten verschiedener Altersgruppen erfolgte. Der Abgabetermin des Personalfragenkataloges wurde durch uns zeitlich fest terminiert, die Befragung der Patienten durch uns als Projektleitungen legten wir insgesamt für zwei Wochen fest. Die Fragenkataloge für die Mitarbeiter wurden nur an die Kollegen verteilt, die die neue Übergabeform kennengelernt hatten, d.h. Nachtwachen erhielten keinen Fragenkatalog da sie von der neuen Übergabeform nicht betroffen sind.

(siehe Anhang III: Fragenkatalog Patienten und Mitarbeiter)

April 2013

Die letzte Auswertung von den Fragenkatalogen für Mitarbeiter und für Patienten erfolgte am 12.04.2013 und hat ergeben, dass die Mitarbeiter mit der Einführung der „Pflegeübergabe am Patientenbett" zum größten Teil sehr zufrieden sind. Ablaufstrukturen brauchten nicht geändert zu werden und einige angegebene Störfaktoren, wie zu Beispiel die Störung durch das Eintreten der Ärzte während der Übergabe ins Schwesternzimmer, entfielen. Ein größeres Problem wurde bei der Personalsituation gesehen, so dass, am Wochenende die „Pflegeübergabe am Patientenbett" nicht stattfinden kann. Die Befragung der Patienten hat ergeben, dass die meisten Patienten eine solche Übergabeform noch nicht kennengelernt hatten und deshalb das Einbeziehen ihrer Person bei der „Pflegeübergabe am Patientenbett" als positiv empfunden haben. Unsere größte Sorge war es die Mittagsruhe der Patienten zu stören, doch dies wurde nicht als Störfaktor von den Patienten angesehen.

5.2 Maßnahmenplan 2 rechts

Zeitraum	Zuständigkeit	Maßnahme	Status	Ist- Status
Februar 2012	Angela Zacholl Pflegedienstleitung	Bekanntgabe des Projektthemas	Geplant	Erledigt
März 2012	Angela Zacholl	Bekanntgabe des Projektthemas im Team	Geplant 15.03.1012	Erledigt
Juni 2012	Angela Zacholl	Vorstellung des Projektthemas in der Teambesprechung	Geplant	Erledigt
August	Angela Zacholl Pflegedienstleitung	Interne Hospitation	Geplant 13.08.2012	Erledigt
September 2012	Angela Zacholl Mitarbeiter Station 2 rechts	Präsentation des Projektes in der Teambesprechung und Auswahl der Wunschkandidaten	Geplant 24.09.2012	Erledigt
Oktober 2012	Angela Zacholl Stationsbezogene Projektgruppe	Treffen der Stationsbezogene Projektgruppe	Geplant 02.10.2012	Erledigt
Oktober 2012	Angela Zacholl Station 2 rechts	Beginn der Testphase des Projektes	Geplant 15.10.2012	Erledigt
November 2012	Angela Zacholl Stationsbezogene Projektgruppe	Treffen der Stationsbezogene Projektgruppe	Geplant 15.11.2012	Erledigt
Dezember 2012	Angela Zacholl Stationsbezogene Projektgruppe	Abschlusstreffen der stationsbezogenen Projektgruppe	Geplant 10.12.2012	Erledigt
März 2013	Angela Zacholl	Externe Hospitation in Haltern	Geplant 12.03.2013	Erledigt

Februar 2012

Mit Beginn meiner Weiterbildung wurde mir, Angela Zacholl mitgeteilt, dass eine meiner Aufgaben, die Umsetzung eines Projektes auf der Station sein wird. Das Projektthema wurde mir von der Pflegedienstleitung mitgeteilt. Auf Wunsch der Pflegedienstleitung wurde die Pflegeübergabe am Patientenbett zu meinem Projekt-thema. Ich hatte zu Anfang einige bedenken, wie mein Team darauf reagieren würde. Durch die Unterstützung der Pflegedienstleitung habe ich mich aber dann zur Umsetzung dieses Thema entschlossen.

März 2012

Am 15.03.2012 fand eine Teambesprechung statt, in der ich über mein Projektthema berichtete. Zuvor hatte ich einige Gespräche mit meiner Stationsleitung, bei denen Sie mir ihren Rückhalt versicherten. Das gab mir Sicherheit das Projekt umzusetzen. Es entstand eine rege Diskussion im Team. Ich hörte mir die Äußerungen im Team genau an und nahm diese zur Kenntnis. Einige Aussagen trafen auf meinen persönlichen Befürchtungen zu.

Juni 2012

Bei einer weiteren Teambesprechung habe ich die Mitarbeiter meiner Station gebeten, mich bei meinem Projekt zu unterstützen. Ich wies darauf hin, bald eine Projektgruppe zu bilden. Ich erwähnte, mich über freiwillige Teilnehmer zu freuen und teilte den Mitarbeitern aber auch gleichzeitig mit, dass diese Gruppe nicht zu groß werden darf. Die Gespräche mit meinen Wunschkandidaten habe ich dann im Juni geführt. Die Auswahl der Kandidaten fiel mir nicht leicht, ich musste auf die Qualifikation und den Stellenanteil achten. Zudem hatte ich die Befürchtung, anderen Mitarbeitern nicht gerecht werden zu können, da sie nicht in die engere Auswahl der Gruppenteilnehmer fielen.

August 2012

Am 13.08.2012 fand meine interne Hospitation bei unserer Pflegedienstleitung statt. Dort lernte ich den Arbeitsalltag einer Pflegedienstleitung kennen.

September 2012

Die Präsentation meiner Literaturarbeit händigte ich dem Team am 24.09.2012 an, um den Kollegen das Thema „Pflegeübergabe am Patientenbett" noch näher bringen zu können. Nach mehreren Gesprächen standen auch meine Teilnehmer für die Projektgruppe fest. Dazu zählte, meine Stationsleitung Sr. E. S., da sie immer über den Stand des Projektes Informiert sein sollte und sie mir im Vorfeld ihre Unterstützung bei der Implementierung der „Pflegeübergabe am Patientenbett" angeboten hatte. Zudem wählte ich noch zwei Vollzeitkräfte aus, Sr. K. T., die auch gleichzeitig Praxisanleiterin ist und Sr. M. B.. Dabei haben wir den ersten Termin zum Treffen der Stationsprojektgruppe für Anfang Oktober festgelegt.

Oktober 2012

Am 02.10.2012 fand meine erste stationsbezogene Projektgruppe statt. Sr. E., Sr. K., Sr. M. und ich als Projektleitung haben uns zusammengesetzt und über die bevorstehende Implementierung gesprochen. Dabei wurde die Vorgehensweise erläutert, also wer geht mit welcher Anzahl an Personen zur „Pflegeübergabe am Patientenbett". Wichtig war mir, dass ich in der ersten Woche beide Bereiche abwechselnd begleite, um die Mitarbeiter zu unterstützen und auf mögliche Fehler oder Fragen bei der Vorgehensweise eingehen zu können. Der Einführungstermin der Testphase wurde auf den 15.10.2012 terminiert.

Oktober 2012

Vor Beginn der Testphase wurde der Chefarzt der Gynäkologischen Abteilung von mir als Projektleitung nochmals an den Termin der Implementierung erinnert. Auf eine schriftliche Klärung wurde von seitens des Chefarztes verzichtet. Am Wochenende vor der Einführung der Pflegeübergabe habe ich als Projektleitung alle Patienten, die zu diesem Zeitpunkt stationär lagen, über die bevorstehende Veränderung der Übergabe informiert. Am Morgen des 15.10.2012 erinnerte ich auch nochmals mein Team an die „Pflegeübergabe am Patientenbett". Alle waren sehr aufgeregt und freuten sich über die Veränderung. Als dann der Spätdienst eintraf ging jede Pflegekraft in ihren Bereich über und nahm ihren Dokumentationswagen mit. Es wurde vorher festgelegt, wer für welchen Pflegeberich zuständig ist und eine Mitarbeiterin, in diesem Falle unsere Stationssekretärin, wurde für den Außendienst bestimmt. Ich als Projektleitung begleitete einen Pflegeberich und den anderen übernahm Sr. K. aus der stationsbezogenen Projektgruppe. Nach der ersten „Pflegeübergabe am Patientenbett" waren alle daran beteiligten Mitarbeiter mit dem Verlauf zufrieden und freuten sich über den positiven Zeitfaktor. Im Laufe der Woche fiel es den teilnehmenden Mitarbeitern zunehmend leichter, eine solche Übergabe durchzuführen und sie hatten sich schnell an die neue Übergabeform gewöhnt.

November 2012

Bei diesem stationsbezogenem Projektgruppentreffen am 15.11.2012 gab es nicht mehr viel zu besprechen, da die neue Übergabeform von allen beteiligten Personen sehr gut angenommen wurde. Ich habe jedoch auf kleinere Flüchtigkeitsfehler aufmerksam gemacht, wie zum Beispiel, dass man bei Neuaufnahmen von Patienten deren Vorerkrankungen auch erwähnen sollte, oder dass das übergebende Pflegepersonal das Pflegepersonal des Spätdienstes namentlich vorstellt und nicht andersherum. Ich bat meine Teilnehmer der stationsbezogenen Projektgruppe bei den Übergaben darauf zu achten, dass diese wichtigen Punkte eingehalten werden.

Dezember 2012

Am 10.12.2012 fand unser Abschlusstreffen der stationsbezogenen Projektgruppe statt. Wir legten dabei fest, dass die „Pflegeübergabe am Patientenbett" nach der sechswöchigen Testphase ohne Unterbrechung weitergeführt wird. Es gab seitens der Mitarbeiter keine weiteren Anregungen zur Strukturänderung. Die Übergabe findet erst in beiden Pflegebereichen statt und danach tauscht sich der Spätdienst kurz über Neuigkeiten in Bezug auf Patienten aus.

März 2013

Die Hospitation in einem anderen Krankenhaus zeigte mir, wie gut strukturiert die „Pflegeübergabe am Patientenbett" bei uns auf der Gynäkologischen Abteilung abläuft. Auch wenn viele Dinge ähnlich waren, gibt es jedoch wichtige Kleinigkeiten, auf die man achten sollte, zum Beispiel, dass nicht zu viele Personen an dieser Übergabeform teilnehmen, da es zu Verunsicherung der Patienten kommen kann und wichtig ist es dabei einen Redner zu bestimmen, damit der Patient weiß, an wen er sich halten kann und welcher Person er zuhören muss. Des Weiteren ist es von Vorteil, das Patientenzimmer gemeinsam als Übergabeteam zu verlassen und nicht die eine Person sich schon verabschiedet hat und aus dem Zimmer läuft, während die anderen Teilnehmer der „Pflegeübergabe am Patientenbett" noch mit dem Patienten im Gespräch sind. Wenn Baulärm auf der Station vorhanden ist, sollte man finde ich, die Übergabeform während dieser Zeit unterbrechen damit wichtige Informationen nicht verloren gehen können, weil man sein eigenes Wort nicht mehr verstehen kann. Zudem ist es wichtig eine Person für den Außendienst zu bestimmen, damit die Störungen durch das Telefonklingeln oder Besuchernachfragen während der Übergabe vermieden werden.

5.3 Maßnahmenplan 3 rechts

Zeitraum	Zuständigkeit	Maßnahme	Status	Ist-Status
Februar 2012	Michaela Kammel Pflegedienstleitung	Bekanntgabe des Projektthemas	Geplant	Erledigt
März 2012	Michaela Kammel	Bekanntgabe des Projektes im Team	Geplant 13.03.2012	Erledigt
Juni 2012	Michaela Kammel	Gespräch mit Wunschkandidaten	Geplant	Erledigt
Juli 2012	Michaela Kammel	Festlegung der Projektgruppenteilnehmer	Geplant	Erledigt
August 2012	Michaela Kammel Pflegedienstleitung	Interne Hospitation bei der Pflegedienstleitung	Geplant 23.08.2012	erledigt
September 2012	Michaela Kammel Team 3.Ebene	Teamgespräch	Geplant 20.09.2012	Erledigt
September 2012	Michaela Kammel Stationsprojektgruppe	Treffen der Stationsprojektgruppe	Geplant 11.09.2012	Erledigt
Oktober 2012	Michaela Kammel Station 3 rechts	Beginn der Testphase 15.10.12	Geändert 12.11.2012	Erledigt
Oktober 2012	Michaela Kammel Stationsprojektgruppe	Treffen der Stationsprojektgruppe	Geplant 18.10.2012	Erledigt
November 2012	Michaela Kammel Stationsprojektgruppe	Treffen der Stationsprojektgruppe	Geplant 28.11.2012	Erledigt
Dezember 2012	Michaela Kammel Stationsprojektgruppe	Abschlusstreffen	Geändert 14.02.2012	Erledigt
Februar 2013	Michaela Kammel Pflegedienstleitung	Gespräch über Personalsituation und Projekt	Geplant 28.02.2013	Erledigt
März 2013	Michaela Kammel	Externe Hospitation in Haltern	Geplant 12.03.2013	Erledigt

März	Michaela Kammel	Teamgespräch	Geplant	Erledigt
2013	Team 3. Ebene		20.03.2013	

Februar 2012

In diesem Monat begann die Weiterbildung zur Leitungsfachkraft in Münster. Dort wurde mir und den anderen Kursteilnehmern mitgeteilt, dass man im Rahmen der Weiterbildung ein Projekt mit Absprache der Pflegdienstleitung in seinem Krankenhaus einführen und begleiten muss. Ende Februar fand ein Gespräch mit der Pflegedienstleitung statt, wo das Projektthema „Pflegeübergabe am Patientenbett" festgelegt wurde.

März 2012

In diesem Monat fand unsere erste Teambesprechung statt, wo ich meinen Kollegen der 3. Ebene von meinem Beginn der Weiterbildung in Münster erzählte. Dabei erwähnte ich auch, dass es in Absprache mit der Pflegedienstleitung eine Umstellung der Übergabeform geben wird. Ich erläuterte ihnen kurz, dass ich im Rahmen meiner Weiterbildung ein Projekt einführen bzw. die Einführung begleiten werde. Die Einführung des Projektes der „Pflegeübergabe am Patientenbett" werde ich als Projektleitung zunächst als Pilotprojekt auf Station 3 rechts starten und zu einem späteren Zeitpunkt auf der Station 3 links implementieren.

Juni 2012

In diesem Monat habe ich mir Gedanken zu meinen Wunschkandidaten für die Stationsprojektgruppe gemacht. Es sollte eine Mischung aus Mitarbeitern der gesamten Ebene sein, damit die Einführung der „Pflegeübergabe am Patientenbett" auf der Station 3 links komplikationsloser verlaufen kann. Zudem sollten es Mitarbeiter aus meiner Schicht der Station 3 rechts sein, die zum einen motiviert waren und eine Bereitschaft, sowie Verständnis für Erneuerungen hatten. Zu meiner Gruppe sollte auch meine Stationsleitung gehören, damit diese immer über den aktuellen Stand der Einführung oder Änderungen bei meinem Projekt „Pflegeübergabe am Patientenbett" informiert wurde. Es fanden persönliche Gespräche statt und alle ausgewählten Mitarbeiter haben sich gefreut, mich in meinem Vorhaben unterstützen zu dürfen. Ich hatte ihnen auch erklärt, dass die Teilnahme an dem Projekt mit Überstunden verbunden sei, dass es zu verschiedenen Treffen kommen muss, um die Einführung vorzubereiten.

Juli 2012

Die Festlegung der Stationsprojektgruppe wurde in diesem Monat offiziell verkündet. Zur Gruppe gehörten: Herr B. F., meine Stationsleitung, sowie die Leitung der gesamten Ebene, Frau C. S., eine Mitarbeiterin mit langjähriger Berufserfahrung, Frau B. S. die neben der Berufserfahrung auch Praxisanleiterin unserer Station ist sowie Frau S. U. die stellvertretende Leitung auf Station 3 links ist und die mich bei der Einführung auf Station 3 links unterstützten kann und natürlich meine Person als Projektleitung.

August 2012

Bei der internen Hospitation in unserem Haus bei der Pflegedienstleitung konnte ich den Alltag und deren Aufgabenbereich kennenlernen. Zudem führte ich ein Gespräch mit der Bereichsleitung Herr T. zum Thema „Pflegeübergabe am Patientenbett", wo er den aktuellen Stand des Projektes erfahren konnte, d.h. welche Teilnehmer ich für die Stationsprojektgruppe ausgewählt hatte und wann welche Treffen geplant sind. Zudem informierte ich ihn, dass es eine Hauptprojektgruppe gibt, wo er als Bereichsleitung teilnehmen sollte, um den aktuellen Stand der Implementierung des Projektes zur Kenntnis nehmen kann.

September 2012

Am 11.09.2012 fand mein erstes Treffen der stationsbezogenen Projektgruppe statt. In einem Einladungsschreiben, welches die Teilnehmer ein paar Tage vorher ausgehändigt bekommen hatten, wurden sie über die Tagesordnungspunkte informiert. Zum einem wurde ein Termin festgelegt, wann die Testphase der „Pflegeübergabe am Patientenbett" beginnen sollte. Das Datum wurde auf den 15.10.2012 terminiert. In diesem Treffen wurde meine Vertretung festgelegt, Weitere Stationsgruppentreffen wurden terminlich festgelegt. Meinen Teilnehmern hatte ich zur Aufgabe gemacht, sich Gedanken zu Informationsaushängen für die Patienten zu machen. Des Weiteren hoffte ich auf deren Unterstützung bei der Umsetzung der gesteckten Ziele.

September 2012

Am 20.09.2012 fand das dritte Teamgespräch des Jahres auf der 3. Ebene statt. Dort informierte ich die Kollegen über den Stand der Projekteinführung u.a. dass der Termin für die Testphase auf den 15.10.2012 festgelegt wurde und dass es bereits ein Treffen der Stationsgruppe gegeben hatte, um die Implementierung der „Pflegeübergabe am Patientenbett" vorzubereiten. Es wurden von den Mitarbeitern jetzt schon Bedenken geäußert, wie man ein solches Projekt einzuführen könne. Durch die Unterstützung meiner Stationsgruppe konnte ich die Mitarbeiter beruhigen, indem ich nochmals auf die Vor- und Nachteile einer solchen Übergabe eingegangen bin. Die Literarturarbeit mit der ausführlichen Beschreibung der Vor- und Nachteile und Durchführung einer „Pflegeübergabe am Patientenbett", sowie den Projektplan mit den jeweiligen Zeiten der Implementierung, konnte von den Teilnehmern des Teamgespräches eingesehen werden. Die beiden Informationsmappen blieben zur weiteren Ansicht im Schwesternzimmer der 3. Ebene liegen.

Oktober 2012

In diesem Monat sollte die Testphase der Implementierung der „Pflegeübergabe am Patientenbett" stattfinden. Es zeichnete sich bereits Anfang Oktober heraus, dass die Einhaltung dieses Termins aufgrund mehrerer unvorhergesehener Situationen nicht einzuhalten war. Mit Einführung des neuen Fachgebietes, der Wirbelsäulenchirurgie, kam es zu unerwarteten Unruhezuständen unter den Mitarbeitern auf Station 3 rechts. Außerdem hatten wir einen enormen Arbeitsaufwand und eine höhere Anzahl von Krankenscheinen, so dass ich mit Absprache meiner Stationsleitung die Einführung der „Pflegeübergabe am Patientenbett" um vier Wochen verschoben hatte. Die Terminverschiebung sollte den Mitarbeitern die Möglichkeit geben, sich erst auf die Umstellung auf das neue Fachgebiet zu geben. Unsere Pflegedienstleitung wurde auch über die Terminverschiebung informiert.

Oktober 2012

Hier fand unser nächstes Treffen der Stationsprojektgruppe statt, indem über die vorliegende Situation gesprochen wurde. Eine Terminverschiebung schien in den Augen aller Teilnehmer die richtige Lösung zu sein, da man den anderen Mitarbeitern keine zusätzliche Belastung zumuten wollte. Ein neuer Termin für die Testphase wurde auf den 12.11.2012 festgelegt. Bei diesem Treffen wurden nach Vorschläge für die Patienteninformationsaushänge auf der Station nachgedacht, man kam aber zu keinem vernünftigen Ergebnis. Man einigte sich auf die Verschiebung dieses Punktes bis zum nächsten Termin.

November 2012

In diesem Monat führte ich vor Einführung der neuen Übergabeform, mit den Mitarbeitern der Station 3 rechts intensive Gespräche, um mich nach deren möglichen Bedenken zur Einführung der „Pflegeübergabe am Patientenbett" zu erkundigen. Aber alle Mitarbeiter signalisierten mir ihre Bereitschaft zur Implementierung der neuen Übergabeform. Am Wochenende vor der Einführung der neuen Übergabeform wurden alle Patienten informiert, dass es ab dem 12.11.2012 eine Veränderung auf unserer Station geben wird. Eine kurze

Information über den Ablauf der Übergabe wurde ihnen durch mich als Projektleitung mitgeteilt. Es gab keine Einwände von seitens der Patienten, alle haben es als selbstverständlich hingenommen. Ein Gespräch mit dem Oberarzt wurde auch geführt, indem er auf die Umstellung hingewiesen wurde. Auf eine schriftliche Erklärung wollte er verzichten, da er die Einführung einer Pflegeübergabe am Patientenbett auch als positiv empfand. Seine Bedenken lagen nur darin, dass mögliche Informationen verloren gehen könnten, da die Mitarbeiter nur über einen kleinen Bereich informiert sind. Diese Bedenken sind unbegründet, da es eine Kurzübergabe über Namen und Diagnose der anderen Patienten geben wird. Der Dienstplan für den 12.11.2012 wurde so gestaltet, dass alle stationsbezogenen Projektteilnehmer im Dienst waren, meine Stationsleitung wurde direkt als Außendienstmitarbeiter bestimmt, da er durch die Informationen aus der Projektgruppe gut vorbereitet war. Eine Mitarbeiterin aus der stationsbezogenen Gruppe wurde für den Spätdienst eingeteilt, um mögliche Probleme beim Ablauf zu unterbinden. Alle Mitarbeiter kamen etwas eher zum Dienst und wirkten sehr nervös, sie wollten auch keine Fehler machen. Es fand, wie besprochen, zunächst eine kurze Informationsauffrischung zum Ablauf statt, dann sind die einzelnen Bereiche aufgeteilt worden und man begann mit den Übergaben. In den ersten Zimmern merkte man eine deutliche Nervosität den Mitarbeitern an. sie wussten nicht, ob sie alles erzählt, hatten oder wichtige Dinge vergessen hatten. Meine Aufgabe als Projektleitung sah ich darin, dass ich die Pflegeübergabe am Patienten für die ersten Zimmer selber durchgeführt hatte und danach die restlichen Zimmer des Bereiches begleitete. Ich bedankte mich bei den Teilnehmern für den reibungslosen Verlauf der ersten Übergabe. Nach der „Pflegeübergabe am Patientenbett" fand eine kurze Übergabe im Schwesternzimmer statt wo beide Einheitsschwestern über die Neuaufnahmen und Besonderheiten berichteten. Nach der ersten „Pflegeübergabe am Patientenbett" fand eine rege Unterhaltung statt, indem man sich positiv geäußert hatte. Allen Mitarbeitern war der kurze Zeitfaktor ins Auge gefallen. Am nächsten Tag wurden einige Patienten gefragt, die ich im Vorfeld über die Umstellung informiert hatte, diese Signalisierten mir eine positive Rückmeldung. An den nächsten Tagen war die neue Übergabeform ein bereits fester Bestandteil unseres Arbeitsalltages. In der laufenden Woche wurden auch einige Übergaben von mir durchgeführt, um den Mitarbeitern die Angst zu nehmen. Am Ende der Woche wurden die Mitarbeiter von mir nach ihrer Meinung zur „Pflegeübergabe am Patientenbett" gefragt. Alle bestätigten mir, dass die neue Form der Übergabe gar nicht schlimm sei. Man sehe auch die Vorteile die man im Vorfeld durch mich als Projektleitung erfahren hatte.

November 2012

Am 28.11.2012 fand unser nächstes Treffen der Stationsgruppe statt. Dort fand ein reger Austausch über die neue Übergabeform statt, die Implementierung der „Pflegeübergabe am Patientenbett" wurde als positiv empfunden, auch die Patienten signalisierten keine Unzufriedenheit. Es wurde durch mich als Projektleitung nach den Vorschlägen für die Patienteninformationsaushänge gefragt. Es gab zwei Vorschläge die aber durch die Mehrheit abgelehnt wurden. Die Pflegeübergabe sollte von Ablauf her auch nicht geändert werden. Zudem einigte sich die Stationsgruppe darauf, dass es nach Beendigung der Testphase zu keinem Abbruch kommen sollte. Umstrukturierungen in den Abläufen sollte es auch nicht geben, da durch einen festgelegten Mitarbeiter für den Außendienst immer ein Ansprechpartner auf Station vorhanden ist und dieser die Abläufe organisieren kann. Verteilen des Kaffees sollte ca. 15 Minuten später erfolgen um eine ruhigere Atmosphäre im Zimmer gewährleisten zu können. Zudem informierte ich die Gruppenteilnehmer, dass es eine Änderung in der Erstellung von Fragenkataloge geben wird. Es wird nicht, wie im Vorfeld geplant ein Fragenkatalog während der laufenden Testphase geben. Dieses wurde befürwortet, denn die Mitarbeiter sollten nicht noch mehr belastet werden.

Dezember 2012

Das geplante Treffen der Stationsgruppe musste aufgrund von zunehmenden Krankheitsausfällen und damit verbundene Mehrbelastung für die anderen Mitarbeiter ausfallen.

Dezember 2012

Bei dem letzten Teamgespräch des Jahres 2012 berichteten u.a. alle Teilnehmer der Station 3 rechts positiv über die neue Übergabeform und dass die im Vorfeld genannten Bedenken unbegründet seien. Sehr positiv wurde der Zeit-faktor genannt, es gab aber auch negative Äußerungen die sich auf das Fehlen von Personal bezogen hatten und somit eine Pflegeübergabe am Patientenbett unmöglich machen. Durch die anhaltenden Ausfälle von Personal (auf Station 3 rechts fehlt fast eine komplette Schicht) wird es zu einer zeitlichen Verschiebung der Implementierung der Pflegeübergabe am Patientenbett auf Station 3 links geben, da es für mich als Projektleitung unmöglich ist ein solches Projektes zu begleiten, da ich täglich Überstunden mache und somit eine Begleitung nicht möglich ist.

Februar 2013

Bei einem Gespräch mit der Bereichsleitung, machte ich als Projektleitung nochmals auf die ihm bekannte Personalsituation auf der 3. Ebene, vor allem das Fehlen einer ganzen

Schicht auf Station 3rechts aufmerksam. Dies bedeutet weiterhin, dass die Einführung der Pflegeübergabe auf 3 links verschoben werden muss. Er signalisierte mir sein Einverständnis, dass die Implementierung auf den Sommer des Jahres 2013 verschoben werden sollte, da es dann erst zu einer besseren Personalsituation kommen wird. Die Mitarbeiter wurden durch mich in den jeweiligen Übergaben über das Gesprächsergebnis informiert.

Februar 2013

Beim Abschlusstreffen der stationsbezogenen Projektgruppe bedankte ich mich bei allen Teilnehmern für die tatkräftige Unterstützung bei der Implementierung des Projektes auf der Station 3 rechts. Die Anfertigung von Patienteninformationsaushängen sollen nach Einführung der Pflegeübergabe im gesamten Haus nach Rücksprache mit der zuständigen Bereichsleitung einheitlich gestaltet werden. Zudem bat ich meine Projektteilnehmer, mich bei der Implementierung der „Pflegeübergabe am Patientenbett" auf der Station 3 links zu unterstützten, alle signalisierten mir ihre Bereitschaft dazu.

März 2013

Die externe Hospitation in Haltern, zeigte mir als Projektleitung, dass die Durchführung der Pflegeübergabe bei uns auf der Station gut strukturiert verläuft. Die Mitarbeiter der besuchten Abteilung hatten ein anderes Ablaufschema. Sie teilten den Kollegen fast alles vor dem Zimmer mit, was es im Zusammenhang mit dem Patienten zu erzählen gab, d.h. es wurden geplante Untersuchungstermine sowie Besonderheiten in der morgendlichen Pflege vor dem Zimmer erzählt. Für den Patienten gab es kaum Möglichkeiten, sich an dem Gespräch zu beteiligen. Für die Hospitation hatte ich mir einige Fragen überlegt, die mir trotz Personalmangel auf der Station beantwortet wurden. Es waren Fragen zu teilnehmenden Personen an der Übergabeform, Durchführungsschema einer solchen Übergabe, wird die Übergabe als Vorteil oder Nachteil angesehen, mussten Ablaufstrukturen geändert werden. Die Pflegeübergabe am Patientenbett wird in Haltern auf dieser Station auch am Abend durchgeführt, dies ist aber auch nur möglich da die Übergabezeit am Abend deutlich länger ist, d.h. fast eine halbe Stunde gegenüber 15 Minuten bei uns im Haus. Nach der Hospitation hatte man nochmals die Gelegenheit mit der stellvertretenden Pflegedienstleitung zu sprechen.

März 2013

In diesem Monat fand unser erstes Teamgespräch im neuen Jahr der 3. Ebene statt. Dort teilte ich den Mitarbeitern den Stand der Implementierung der „Pflegeübergabe am Patientenbett" auf Station 3 rechts mit. Die Durchführung der Übergabe verläuft reibungslos. Die Einführung auf Station 3 links wird, wie besprochen, zum Mitte des Jahres stattfinden. Die zeitliche Änderung musste aufgrund von mehreren Krankenscheinen auf Station 3 rechts erfolgen, damit ist eine Begleitung durch mich als Projektleitung in der Anfangsphase nicht möglich. Ich teilte dem Mitarbeitern der Station 3 links ein Informationsblatt aus, wo die Durchführung einer „Pflegeübergabe am Patientenbett" genau beschrieben ist. Dies soll den Kollegen die Einführung erleichtern. Zudem werden im Rahmen der Rotation des Personals die Mitarbeiter der Station 3 links im April und Mai die Möglichkeit bekommen sich die Pflegeübergabe auf Station 3 rechts anzusehen und durchzuführen.

(siehe Anhang IV: Informationsblatt Durchführung einer Pflegeübergabe)

6 Evaluation

Den Projektverlauf empfanden wir als erfolgreich. Durch die fachlich kompetente Zusammenarbeit mit den stationsbezogenen Projektgruppe 2 rechts und 3 rechts sowie der Hauptprojektgruppe haben wir unsere Ziele zum größten Teil erreichen können, d.h. die Einführung der „Pflegeübergabe am Patientenbett" auf der Station 3 links musste auf Mitte des Jahres 2013 terminiert werden, da es auf der gesamten Ebene, vor allem auf der Station 3 rechts, zu erhöhten Personalausfällen gekommen war. Nach dem dann die Testphase auf Station 3 rechts zeitlich später begann, verlief die Durchführung der Testphase aber dann auf beiden Stationen reibungslos. Wir konnten unsere Mitarbeiter durch unsere ausführliche Literaturrecherche, die wir in den verschiedenen Teamsitzungen oder stationsbezogenen Projektgruppen erläutert haben, davon überzeugen, dass, die „Pflegeübergabe am Patientenbett" ein großer Vorteil für unsere Abteilungen sowie an die Versorgung aller beteiligten Personen unserer Patienten sein kann. Durch die von uns geführte Statistik zur Zeiterfassung einer Pflegeübergabe hat sich gezeigt, dass diese Übergabeform weniger Zeit in Anspruch nimmt und somit die Mitarbeiter pünktlich nach Hause gehen konnten und dadurch weniger Überstunden auf den Stationen entstanden sind.

7 Fazit und Ausblick

Hier werden wir auf das Prozessgeschehen und gleichzeitig vorausschauend auf die Weiterführung des Projektes „Pflegeübergabe am Patientenbett" eingehen.

7.1 Fazit

Beim Schreiben unserer Abschluss-Hausarbeit ist uns ist uns bewusst geworden dass, die Einführung eines solchen Projektes nur mit allen daran beteiligten Personen durchzuführen ist, d.h. die Mitarbeiter müssen über einen längeren Zeitraum hoch motiviert bleiben, damit die Implementierung erfolgreich werden und bleiben kann. Die Einführung der Pflegeübergabe auf Station 2 rechts verlief problemlos und wie geplant. Es konnten alle geplanten stationsbezogenen Termine eingehalten werden. Die Implementierung der „Pflegeübergabe am Patientenbett" auf der Station 3 rechts konnte erst mit einer zeitlichen Verzögerung von vier Wochen eingeführt werden und die Implementierung der neuen Übergabeform auf Station 3 links ist aufgrund von anhaltenden Krankheitsfällen auf der gesamten Stationsebene erst für den 01.06.2013 geplant. Zu diesem geplanten Termin wurde uns auf der dritten Ebene mehr Personal zugesprochen. Rückblickend war dieses Projekt arbeits- und zeitintensiv und hat uns dennoch viel Spaß gemacht. Im Rahmen der Weiterbildung Leitungsqualifizierung für Pflegefachkräfte haben wir viele gute Erfahrungen hinsichtlich der Führung verschiedener Gruppen machen können. Unsere persönlichen Fähigkeiten in Bezug auf die Mitarbeitermotivation und Organisation des gesamten Projektes konnten wir verbessern.

7.2 Ausblick

Die veränderte Übergabeform trägt sowohl zur Zufriedenheit der Mitarbeiter und zum Wohle der Patienten bei. Im Herbst 2013 haben wir auf beiden Stationen eine weitere Teambesprechung über das Thema „Pflegeübergabe am Patientenbett" geplant. Damit wollen wir erreichen, dass die Mitarbeiter weiterhin mit der neuen Übergabeform zufrieden sind und unser Projekt nach Beendigung der Weiterbildung nicht endet, die Nachhaltigkeit somit gesichert ist. Durch die Unterstützung unserer Pflegedienstleitung sind wir als Projektleitung gewillt, die Implementierung der „Pflegeübergabe am Patientenbett" auf allen weiteren Pflegestationen unseres Hauses zu unterstützen und zu begleiten. Zum Ende des Jahres 2013 wird es auf Wunsch des Qualitätsmanagementbeauftragten unseres Hauses ein Audit geben, dieses soll unter anderem die Wirksamkeit des Projektes darstellen und die allgemeinen Probleme und ein Verbesserungsbedarf aufzeigen, damit diese beseitigt werden können.

8 Danksagungen

Für die zahlreiche Unterstützung bei unserem Projekt „Pflegeübergabe am Patientenbett" wollen wir uns bei verschiedenen Personen recht herzlich bedanken, dazu zählen unter anderem unser Pflegedienstleitungsteam, der Qualitätsmanagementbeauftragten unseres Hauses, sowie die Hauptprojektgruppe, und beide stationsbezogenen Projektgruppen, und das gesamte Stationsteams der jeweiligen Stationen 2 rechts und 3 rechts. Ohne dessen Unterstützung durch Teilnahme ab den Projektterminen, oder durch aufmunternde Worte, konnte ein solches Projekt nicht so erfolgreich verlaufen, wie es gelaufen ist.

9 Literaturverzeichnis

Bücher:

Herring, C. (2006): *Das Pflegevisiten – Buch*, 2. Unveränderte Auflage, Bern, Verlag Hans Huber.

Schlenker-Ferth, C. (1998): *Übergabe mit den Patienten*, Profitip Pflege, 1. Auflage, Stuttgart und New-Yorg, Georg Thieme Verlag.

Zeitschriften:

Gutsche,S. (2001): *Übergabe am Patientenbett*, In Die Schwester der Pfleger 7/01, Seite 578 ff.

Jong-Duk, K. (2001): *Dienstübergabe mit den Patienten*, Pflege Management PR Internet.7-8/01, Seite 133ff.

Mooshuber, M. (1996): *Dienstübergabe am Patientenbett*, Die Schwester der Pfleger, 1/96, Seite 68ff.

Stenzel, C. (2000): *Patientenübergabe am Bett*, Die Schwester der Pfleger 11/00, Seite 940 ff.

Internet:

URL: http://www.vincenz-datteln.de/, St. Vincenz-Krankenhaus Datteln [Stand: 06.05.2012]

URL: http://www.pflegewiki.de/wiki/%C3%9Cbergabe, [Stand: 10.03.2012]

http://www.pflegewiki.de/wiki/Pflegevisite, [Stand: 10.03.2012]

10 Anhang

Auswertung der Befragung
Pflegeübergabe am Patientenbett

Haus: Krankenhaus

Zeitraum: 16. - 24.08.2012

Befragungsbereich: 3. Ebene, Stat. 2 rechts

Einschlusskriterien: Gesamtes examiniertes Pflegepersonal

Studiendesign: Erstbefragung mit Hilfe eines standardisierten Fragebogens zum

Selbstausfüllen durch die Probanden

Stichprobe

Qualitative Inhaltsanalyse

Inhalt

10.1 Rücklaufquote

Verteilte Fragebögen: 32

Erhaltene Fragebögen: 24

Rücklaufquote: 75,0 %

a) Welche Personen sollten an einer Übergabe teilnehmen?

- Zuständiges Pflegepersonal
- Alles (beteiligte) exam. Pflegepersonal der Früh- und Spätschicht
- Zuständige Schüler (Oberkurs?)
- Zuständige Praktikanten (?)
- Es wäre sehr schlecht, wenn man nur noch über seine Einheit Bescheid wüsste
- Stationsleitung (1 – 2 x/Woche)
- Bereichspflegepersonal
- Stationsärzte, diensthabende Ärzte (evtl.)

b) Welche Störfaktoren beeinflussen eine Übergabe?

- Unstrukturierte Patientenübergabe
- Ärzte (Stationsarzt, Anästhesie): Kaffee holen, Joghurt essen
- Stationsärzte
- Telefon/ DECT (AWR: wenn Pat. während der Übergabe verlegt werden müssen: EKG...)
- Mangelnde Disziplin
- Spätes Eintreffen des Personals
- Lautes Dazwischenreden
- Außenschelle
- Zwischenfragen und Anordnen durch Ärzte
- "Klappern mit Geschirr", daher Übergabe in der Küche ungünstig
- Allgemeine Unruhe im Übergabezimmer
- Privatgespräche (private Kommentare)
- Fragen durch den Frühdienst (darf der Pat. z.B. trinken/ essen?)
- Ärzte anderer Abteilungen (z.B. Prämedikation)
- Internisten (Konsile)
- Angehörige/ Besuch, die Informationen haben möchten
- Untersuchungen (Röntgen, EKG)
- OP
- AWR
- Der SD hat keine Ruhe
- Pat.-Neuaufnahmen
- Evtl. der Pat. selbst
- Mitpatienten
- Außendienst während der Übergabe derzeit nicht gesichert, weil sich alle MA im Sr.-Zimmer aufhalten

c) Wie empfindet Ihr den Zeitfaktor einer Übergabe?

- Kommt auf die Menge der Pat. und den Umfang der Infos an
- Dauert häufig durch benannte Störfaktoren zu lange
- Je nach Pat.-Zahl meistens zu kurz
- Zu geringes Zeitfenster bei "großen" Übergaben und wenn über wichtige Sachen geredet wird (z.B. Übergabe an neuen Nachtdienst)

- Die Übergabe an die Nachtschwester ist zu kurz
- Zeit wird fast immer überschritten (SD bleibt bei Übergabe zum ND meistens länger)
- 45/ 30 Minuten müssen reichen (ständiger Personaleinsatz und –wechsel könnte hinderlich sein)
- Manchmal/ häufig zu kurz, die Pat. Werden immer älter und ihre Krankheitsbilder immer komplexer
- Ausreichend, wenn keine Störungen vorliegen
- Ausreichend, wenn man sich auf die wichtigen Ereignisse beschränkt
- Alles OK

d) Wie könnte man einer Unterbrechung während der Übergabe vorbeugen?

- Konsequent Übergabezeiten einhalten
- Wenn alle Rücksicht nehmen würden und die Übergabezeiten akzeptieren würden
- Keine Anwesenheit anschalten
- Telefon und Stationsablauf wird von Anderen übernommen, die nicht an der Übergabe beteiligt sind
- Ansprechpartner für Pat., Angehörige, Ärzte
- Übergabe in der zentralen Mitte/ in einem Besprechungsraum
- Telefongespräche während der Übergabe an die "zentrale Mitte" umleiten
- Abstellen der benannten Störfaktoren (b)
- Handys ausstellen/ Handys an anderen Bereich während der Übergabe weitergeben
- Übergabestruktur erarbeiten
- Übergabedisziplin fordern und fördern
- z.B. die Übergabe nicht im Schwesternzimmer durchführen, sondern im Besprechungszimmer
- 2 Gruppen, nacheinander
- Übergabe hat „Priorität"
- Rückendeckung/ -freihaltung der anderen Mitarbeiter in der Zeit
- Abgeschlossener Raum
- Indem nicht das gesamte Team die Übergabe gleichzeitig macht
- Aufgaben an bestimmte Personen verteilen (Telefon, Schellen), evtl. Praktikanten
- Funktionsabteilungen darauf hinweisen
- Ankündigen der Übergabe (auch der Pat. bei der Aufnahme zwecks Anwesenheit)
- Hol- und Bringedienst
- Unwichtige Nachfragen aufsparen bis zum Ende der Übergabe
- z. Zt.: gesamte nachfolgende Schicht
- Regelfall: FD an SD: Gruppenschwester + Schüler, SOLL: gesamt. Exam. + Schüler

e) Welche Vorteile könnte die Anwesenheit der Pat. bei der Übergabe bringen?

- Der Pat. lernt die zuständige Pflegekraft der nächsten Schicht kennen
- Man lernt den Pat. direkt kennen und kann vielleicht noch mehr von ihm erfahren
- Zu dem übergebenen Pat. hat man dann sofort ein Gesicht
- Pat. kann sein Empfinden weitergeben, Befindlichkeiten kommen direkt an
- Der aktuelle Gesundheitszustand ist sichtbar
- Eigene Einschätzung des Pat. über seine Situation
- Der Pat. fühlt sich wichtig
- Pat. nimmt aktiv an der Übergabe teil, indem er Informationen ergänzen oder korrigieren kann
- Der Pat. kann fragen und befragt werden was zur Problemlösung beitragen kann
- Es kann sich besser eingeprägt werden (wie fühlt sich der Pat.)
- Infusionen, Drainagen, Verbände etc. werden nochmal kontrolliert
- Vertrauen zu Pflegekräften könnte erhöht werden
- Eventuell Nichtverstandenes klären (Nachteil: viele fragen extra -> Zeitfaktor -> Übergabe dauert zu lange)
- Individueller
- Kürzer

- Präzisere Übergabe
- Besserer Informationsfluss
- Kleinerer Kreis bei der Übergabe
- Es wird vielleicht noch ein Problem am Bett erst jetzt sichtbar, welches dann die PP der letzten Schicht beheben kann (z. B. Bett beziehen …) – Kontrolle der eigenen Arbeit
- Durchgehen nach der Übergabe entfällt
- Keine

f) Welche Faktoren sind euch bei der Infoweitergabe über den Pat. wichtig?

- Genügend Zeit
- Ruhige Atmosphäre
- Sitzmöglichkeiten
- Infos müssen von der PP kommen, die den Pat. Kennt, bzw. betreut hat
- Hängt davon ab, ob Erstübergabe (Vorgeschichte + aktuelles Geschehen), oder Folgeübergabe (alles Relevante aus den 2 Schichten vorher)
- Name
- Alter
- Grunderkrankungen
- Diagnose / akutes Ereignis (Übernahme von IPS)
- Alle betreffenden med. relevanten Diagnosen
- Alles, was medizinisch außerhalb der Norm ist
- Kontinuierlicher Krankheitsverlauf während des Krankenhausaufenthaltes
- AZ
- Nur wesentlicher Ist-Zustand des Pat. (Schmerzen, Wunde, Mobilisation)
- Besondere Vorkommnisse
- Hat Pat. evtl. Diagnose (Histo) erhalten?
- Fehlende Befunde, evtl. noch wichtige anstehende Untersuchungen vor OP
- Geplante Untersuchungen/ Therapien
- Pflegeprobleme und psychische Verfassung des Pat.
- Wundverhältnisse
- Geistiger Zustand des Pat.
- Befinden des Pat.
- Schmerzen/ Schmerzskala
- Kostform/ Essen und Trinken
- Ausscheidungen
- Redons/ Drainagen
- Soziale Aspekte
- Medikation
- Vitalzeichen
- Gewicht
- Beweglicher Zustand des Pat.
- Evtl. negative Situation des Pat.
- Änderung der Therapie
- Häusliche Situation (altersabhängig)
- Beschwerden können sofort aufgenommen werden
- Besonderheiten der Schicht
- Details zum weiteren Vorgehen
- Geselligkeit
- Konsequenz

g) Welche Ablaufstrukturen sollen geändert werden?

- "Störfaktoren"/ Unruhe reduzieren/ beheben
- Mehr Zeit einplanen
- z. Zt. keine Aussagefähigkeit, da ich keinen Vergleich bzw. Alternative habe (Pro & Contra)
- 2 Gruppen, nacheinander
- Übergabezeit so ruhig wie möglich
- Die Struktur, die Pat. Zimmerweise vorzustellen ist OK, nur der Zeitfaktor sollte größer werden: von 15 auf 20/ 25 Min.
- Übergabe von Schwerkranken und Frischoperierten am Bett
- Auch Kurzübergabe von Kollegen, die später anfangen (z.B. F5)
- Während der Übergabe kein Verzehr (Kaffee ja, Kuchen nein)
- Keine Pat.-Transporte von und zur Station
- Keinen Kaffee verteilen
- Keine Besuchszeit
- Keine Arztvisite, z.B. Prämedikation oder Aufklärungsgespräche
- Personen festlegen, die während der Übergabe Telefon und Klingeln abarbeiten
- Übergabe SD – ND: Zeiten verändern
- Stationsabläufe während der Übergabe sollten gesichert sein

Anhang II

Auswertungsstatistik der Übergabezeiten

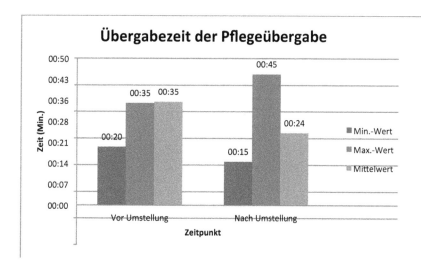

Fragenkatalog Patienten und Mitarbeiter

Pflegeübergabe am Patientenbett

Liebe Kollegen,

Wie ihr bereits erfahren habt, werden wir, Angela und Michaela, im Rahmen unserer Weiterbildung Leitungsqualifizierung für Pflegekräfte das Projekt „Pflegeübergabe am Patientenbett" auf unseren Stationen implementieren. Eure Meinung ist dabei sehr gefragt, damit die neue Form der Pflegeübergabe am Patientenbett zu aller Zufriedenheit durchgeführt werden kann. Wir bitten um Unterstützung durch das Beantworten der nachfolgenden Fragen.

Selbstverständlich erfolgt die Auswertung der Bögen anonym.

a) Welche Personen sollten an einer Übergabe teilnehmen?

_____

_____

_____

_____

b) Welche Störfaktoren beeinflussen eine Übergabe?

_____

_____

_____

_____

c) Wie empfindet Ihr den Zeitfaktor einer Übergabe?

_____

_____

_____

_____

d) Wie könnte man einer Unterbrechung während der Übergabe vorbeugen?

_____

_____

_____

_____

e) Welche Vorteile könnte die Anwesenheit der Pat. bei der Übergabe bringen?

_____

_____

_____

_____

f) Welche Faktoren sind euch bei der Infoweitergabe über den Pat. wichtig?

_____

_____

_____

_____

g) Welche Ablaufstrukturen sollten geändert werden?

_____

_____

_____

_____

Wichtig! Bitte den Abgabetermin berücksichtigen!

Abgabetermin: 24.08.2012

Info über die Auswertung erhaltet ihr bei der nächsten Teambesprechung.

Vielen Dank für eure Mitarbeit

Pflegeübergabe am Patientenbett

Liebe Kollegen,

Wie ihr bereits erfahren habt, werden wir, Angela und Michaela, im Rahmen unserer Weiterbildung „NAME" das Projekt „Pflegeübergabe am Patientenbett" auf unseren Stationen implementieren. Eure Meinung ist dabei sehr gefragt, damit die neue Form der Pflegeübergabe am Patientenbett zu aller Zufriedenheit durchgeführt werden kann. Wir bitten um Unterstützung durch das Beantworten der nachfolgenden Fragen. Selbstverständlich erfolgt die Auswertung der Bögen anonym.

Bitte immer nur eine Markierung pro Frage! **Beispiel:**

		trifft völlig zu	↔	trifft gar nicht zu		
a)	Welche Störfaktoren beeinflussen eine Übergabe?	O	O	O	O	O
b)	Welche Personen sollten an einer Übergabe teilnehmen?	O	O	O	O	O
c)	Wie empfindet Ihr den Zeitfaktor einer Übergabe?	O	O	O	O	O
d)	Wie könnte man einer Unterbrechung während der Übergabe vorbeugen?	O	O	O	O	O
e)	Welche Vorteile könnte die Anwesenheit der Pat. bei der Übergabe bringen?	O	O	O	O	O
f)	Welche Faktoren sind euch bei der Infoweitergabe über den Pat. wichtig?	O	O	O	O	O
g)	Welche Ablaufstrukturen sollten geändert werden?	O	O	O	O	O

Wichtig! Bitte den Abgabetermin berücksichtigen!

Abgabetermin: 24.09.2012

Info über die Auswertung erhaltet ihr bei der nächsten Teambesprechung.

Vielen Dank für eure Mitarbeit.

Informationsblatt: Durchführung einer Pflegeübergabe

Die Durchführung der Pflegeübergabe am Patientenbett von dem Frühdienst zum Spätdienst beginnt mit dem Treffpunkt im Schwesternzimmer
zum kurzen allgemeinen Informationsaustausch in Bezug auf Besonderheiten der Dienstplangestaltung und Erneuerungen auf der Station bzw. im
Krankenhaus.

Zudem werden grob Besonderheiten von den Patienten angesprochen,
zum Beispiel Neuaufnahmen oder bereits operierte Patienten.

Diese Informationsweitergabe kann auch im Anschluss der Pflegeübergabe
am Patientenbett stattfinden.

Einteilung der Station in zwei Bereiche, Festlegung der dazugehörigen
Pflegekraft und Bestimmung einer examinierten Pflegeperson für den Au-
ßendienst um anfallende Tätigkeiten des Stationsalltages auszuführen.
Damit kann eine ungestörte Übergabe gewährleistet werden.

Während der Übergabe sollte die Anwesenheitsleuchte im Patientenzimmer nicht gedrückt werden um mögliche Störungen zu vermeiden. Ein
ständiges Kommen und Gehen vom Personal sollte ebenfalls vermieden
werden.

Vor Betreten des Patientenzimmers müssen sich alle Pflegekräfte im Kla-
ren sein, das nicht alle Angaben über den Patienten getätigt werden dürfen, d.h. Angaben über Abhängigkeiten wie Drogen oder Alkohol sollten
unterlassen werden. Zudem dürfen keine Aussagen über bösartige Erkran-
kungen gemacht werden.

Beim Betreten des Zimmers stellt die übergebende Pflegekraft vom Frühdienst dem Patienten die übernehmende Pflegekraft des Spätdienstes namentlich vor. Hier ist bereits auf eine klare und deutliche Aussprache zu
achten.

Falls der Patient der übernehmenden Schicht noch nicht bekannt ist, wird er zunächst mit seinen Personalien vorgestellt, dazu gehören Name, Alter, Einweisungsdiagnose sowie wichtige Nebendiagnosen.

Es werden aktuelle Vorkommnisse, Auffälligkeiten und Besonderheiten die den Patienten betreffen mitgeteilt (z.B. pathologische Vitalzeichen, Wundverhältnisse sowie Änderungen der Medikation)

Die ärztliche Visite wird reflektiert. Eventuell können den Patienten Information des Arztes noch einmal verdeutlicht und in angenehmer Weise wiederholt werden.

Während des Gespräches soll dem Patienten eine hohe Wertschätzung entgegen gebracht werden, zudem dürfen keine medizinischen Fachbegriffe verwendet werden.

Die übernehmende Schicht nimmt evtl. Aufträge über die noch anfallenden Tätigkeiten zur Versorgung der Patienten entgegen. Pflegeprobleme und Maßnahmen werden gemeinsam besprochen und das Pflegeziel unter Berücksichtigung der Ressourcen des Patienten festgelegt.

Der Patient darf und sollte sich aktiv an der Übergabe beteiligen, indem er die Möglichkeit hat Fragen zu stellen und seine Wünsche zu äußern.

Folgendes sollte bei der Übergabe den Patienten als auch den Mitarbeitern gegenüber unterlassen werden: Gesten und Zeichen wie bedeutungsvolle Blicke, Augenverdrehen, Schultern zucken sollten unterlassen werden. Beschuldigungen, Belehrungen, Beschimpfungen Kritikäußerungen, Drohungen und Ermahnungen sollten ebenfalls vermieden werden.

Organisatorische Dinge sollten nicht angesprochen werden.

Dem Patienten dürfen keine Untersuchungsergebnisse mitgeteilt werden, hier muss auf das ärztliche Gespräch hingewiesen werden.

Auswertung der Befragung
Pflegeübergabe am Patientenbett –
Arbeitskollegen

Haus:	Krankenhaus
Zeitraum:	März 2013
Befragungsbereich:	Stat. 3. rechts, Stat. 2 rechts
Einschlusskriterien:	Arbeitskollegen
Studiendesign:	Zweitbefragung mit Hilfe eines standardisierten Fragebogens
	zum Selbstausfüllen durch die Probanden
	Stichprobe
	Qualitative Inhaltsanalyse

Inhalt

Rücklaufquote

Verteilte Fragebögen: 14

Erhaltene Fragebögen: 14

Rücklaufquote: 100 %

a) Sind die teilnehmenden Personen an der neuen Übergabeform ausreichend?

- Ja
- Da wenig Personal ist, ist das Verhältnis meist 1 : 1
- Am Wochenende eher nicht ausreichend
- Praktikanten und Schüler sind nicht gewünscht.

b) Gibt es noch Störfaktoren bei der neuen Übergabeform?

- Wenig.
- Nur am Wochenende, da weniger Personal.
- Es kommt vor, dass die Patientenkurven bei Verbandswechseln, oder den Ärzten sind.
- Ja, durch Angehörige auf dem Flur.
- Evtl. Telefonate.
- Bei Personalmangel sollten die DECT-Telefone mitgenommen werden.
- OP, Aufwachraum.

c) Wie empfindet ihr den Zeitfaktor bei der neuen Übergabeform?

- Ausreichend.
- Kürzer.
- Sehr gut, immer pünktlich frei.
- Besser und angenehmer, als im Schwesternzimmer.
- Da gleichzeitig in beiden Pflegeeinheiten angefangen wird, ist die Zeit vollkommen ausreichend.

d) Gibt es noch Unterbrechungen bei der neuen Übergabeform?

- Nein.
- Nur, wenn Patienten etwas benötigen.
- Ja, durch andere Abteilungen (Röntgen, OP, EKG)
- Ja, teils durch Ärzte.
- Ja, durch Angehörige auf dem Flur.
- Ab und zu.
- Telefon, falls keine dritte Kollegin im Frühdienst vorhanden ist.

e) Welche Vorteile bringt die Anwesenheit der Patienten bei der neuen Übergabeform?

- Die Übergabe ist strukturierter.
- Man lernt die Patienten besser kennen.
- Direkte Kommunikation mit den Betroffenen.
- Patienten kennen die Bereichsschwester.
- Fragen seitens der Patienten können sofort beantwortet werden.
- Ein zweites Durchgehen, um die Patienten kennen zu lernen, entfällt.
- Pflegepersonal kann noch ergänzende Fragen stellen.
- Keine Lästerei.

f) Welche Faktoren sind euch bei der Infoweitergabe mit den Patienten wichtig?

- Evtl. Vorerkrankungen
- Diagnosen
- Alter
- Aktueller Istzustand
- Aktuelle Probleme des Patienten
- Empfinden
- Neuigkeiten
- Neue Anordnungen
- Wundverhältnisse
- Noch laufende Therapien
- Schmerzen
- Besondere Vorkommnisse
- Mobilisationszustand
- Komplikationen

g) Wurden Ablaufstrukturen geändert, oder müssen Strukturen bei der neuen Übergabe geändert werden?

- Eine Pflegekraft übernimmt bei der Übergabe (Außendienst) Telefonate und holt Patienten vom OP ab, sodass es keine Störungen gibt.
- Ja, Kaffee wird später verteilt.
- Keine Infos über die andere Gruppe der Patienten.
- Nein.

Auswertung der Befragung
Pflegeübergabe am Patientenbett –
Patienten

Haus:	Krankenhaus
Zeitraum:	20.03. – 05.04.2013
Befragungsbereich:	Stat. 3. rechts, Stat. 2 rechts
Einschlusskriterien:	Patienten
Studiendesign:	Erstbefragung mit Hilfe eines standardisierten Fragebogens zum Selbstausfüllen durch die Probanden
	Stichprobe
	Qualitative Inhaltsanalyse

Inhalt

Rücklaufquote

Verteilte Fragebögen: 33

Erhaltene Fragebögen: 30

Rücklaufquote: 90,9 %

a) Ist die Mittagsruhe durch die Pflegeübergabe am Patientenbettgestört?

- Bis auf zwei Patienten haben alle Befragten geantwortet, dass die Mittagsruhe durch die Übergabe nicht gestört wird.

b) Empfinden Sie die Übergabe als angenehm, können Sie Fragen stellen, werden Sie mit einbezogen?

- Alle befragten Patienten empfanden die Übergabe als sehr angenehm.
- Fragen konnten gestellt werden und wurden beantwortet.

c) Werden in der Pflegeübergabe für Sie verständliche Begriffe verwendet?

- Nur zwei Patienten sagten, dass für sie unverständliche Begriffe verwendet worden sind.

d) Haben Sie eine solche Übergabeform bereits in anderen Häusern kennen gelernt? Wenn ja, wo?

- Nur zwei Patienten kannten diese Übergabeform.
- Prosperhospital

e) Wie ist der Bezug zum Pflegepersonal durch diese Übergabeform?

- Der Bezug ist immer gut. Es kommt immer dasselbe Pflegepersonal.
- Sehr gut.
- Sehr freundlich, liebevoll.
- Sehr guter, freundlicher Kontakt.
- Nicht anders, als sonst.

Lightning Source UK Ltd.
Milton Keynes UK
UKHW010635230920
370392UK00002B/272

9 783656 593317